I0840124

Für meinen Opa, der trotz seiner Demenz
mit Spaß ihr die Macht genommen hat.
Meiner Mutter die mir beim zusammen-
tragen des Tagebuchs sehr geholfen hat.

Markus Zinkl

Spaß trotz Demenz

Der Demenz die Macht genommen

2015
Coverfoto und Fotos: Karin Zinkl

ISBN: 978-3-7392-2072-7

Herstellung und Verlag:
BoD - Books on Demand, Norderstedt

Nach wahren Begebenheiten

Bin aktuell 89 Jahre alt, fühle mich wesentlich jünger. Befinde mich aufgrund einer fortschreitenden Demenz in einen Pflegheim in einen Doppelzimmer mit meinen Zimmergenossen. Habe beschlossen ein Tagebuch zu schreiben. Habe schon gehört, das welche sagen, das ich Tage, Monate und Jahre durcheinander bringe. Sehe das aber nicht so. Und nun freue ich mich das ihr in meinen Tagebuch lest.

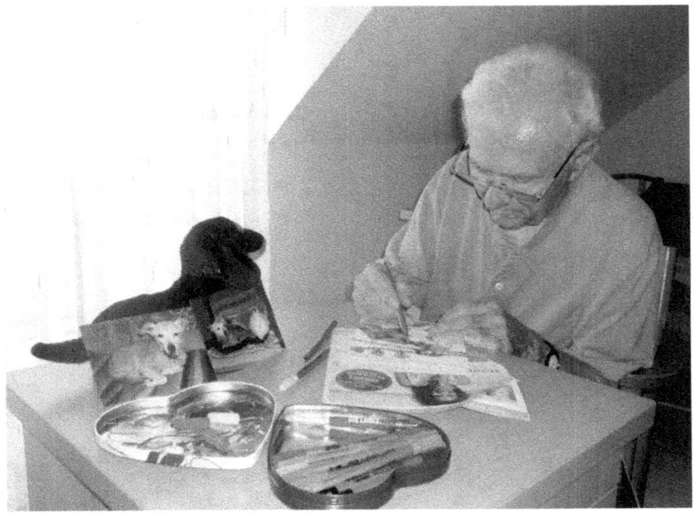

20.10.1957
Das Pflegepersonal findet mich immer. Ich kann manchen was ich will. Habe heute

beschlossen das Namensschild neben unseren Zimmer abzumontieren. Hat geklappt.

14.13.2015
Ich glaube es ist Wochenende. Da haben wir keine Angebote. Habe mir selbst was gesucht. Bin ins Badezimmer gegangen. Dort habe ich festgestellt, das ein Siphon unter den Waschbecken angebracht ist. Mußte schon längst ausgetauscht werden. Habe ihn abgeschraubt. Pflegerin dreht das Wasser auf. Dies landet alles auf der Erde. Ich hab Spaß. Sie glaube ich nicht.

15.13.2015
Meine Tochter besucht mich wie jeden Tag. Gehen in den Garten des Pflegheims spazieren. Keine Toilette verfügbar. Habe vor den Pflanzen beim wachsen zu helfen. Hihi. Mist, meine Tochter vereitelt dies.

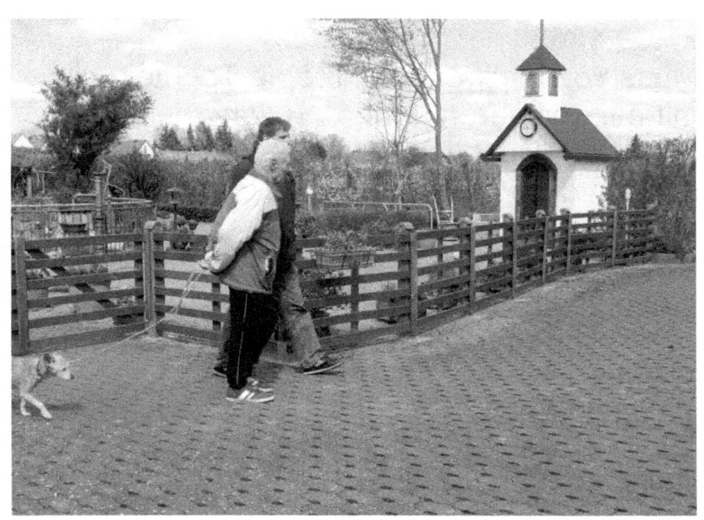

21.10.2015

Wieder wenig zu tun. Bin das jetzt gewohnt.
Aufenthaltsraum braucht eine neue Ordnung.
Stelle Stühle die mich stören an andere
Stelle. Pfleger will wieder alles unordentlich
machen. Dies verbiete ich ihm mit strengem
Ton.

22.10.2015

Bin wieder mit meiner Tochter im Garten.
Dort gib es einen Teich mit Koikarpfen. Man
hab ich einen Hunger. Ob ich die jetzt gleich
essen kann. Frage meine Tochter. Die lehnt
dies ab. Alles was Spaß macht darf man
nicht.

23.09.1965

Muss vorsichtiger sein. Meine Tochter will
mit mir spazieren gehen. Soll meine Jacke
anziehen. Doch ich will nicht, denn sonst
denken die Pflegerinnen das ich wieder
abhauen will.

23.10.2015

Habe eine gesetzliche Betreuung, weil meine
Tochter und mein Enkel so ehrlich zu sich
selbst waren. sich einzugestehen, das sie
das nicht wuppen können. Meine Betreuerin
wollte aus dem Pflegeheim abhauen. Wollte
die Treppe nehmen. Das habe ich ihr
untersagt.

24.11.1965

Ich mag das Heim. Ich brauche kein Geld
dafür. Habe schon einen Freund gefunden.
Sage ihm das er zur Gretel gehen solle, weil
er einen Termin beim Frisör braucht. Kläre
ihn auf, das das beste ist, das das Haus alles
bezahlt.

21.10.1957

Mein Zimmernachbar besitzt einen Rollstuhl.
Sieht nicht schlecht aus. Mal probieren was
man noch so damit machen kann. Fahre ein
bisschen damit rum. Suche Kissen
zusammen und staple sie im Rollstuhl.

Gerade als es am meisten Spaß macht,
kommt meine Tochter rein. Erklärungsver-
such von meiner Seite aus nicht notwendig.

22.11.1957
Pflegerinnen haben Bett frisch gemacht. War
dabei und habe es gesehen. Nicht nach
meinen Geschmack. Warte bis die Luft rein
ist. Keiner da. Nachbar schläft. Ich ziehe das
Bett und das Kopfkissen ab. Zerreißt sehr
schnell. Stoff eindeutig viel zu dünn.

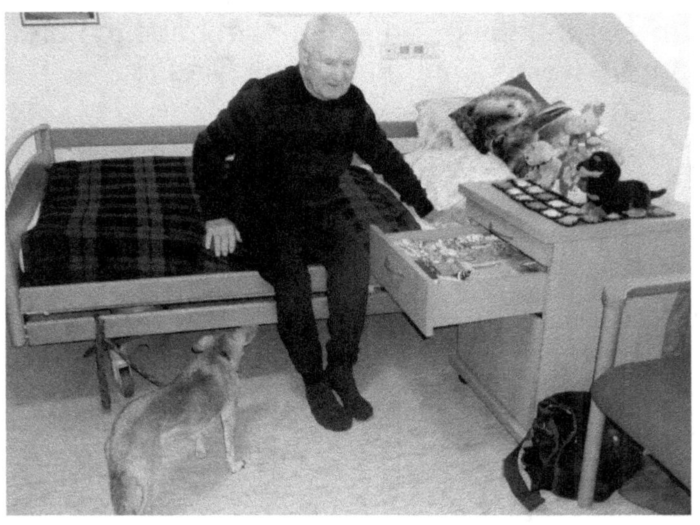

26.10.2015
Gibt sehr viel zu entdecken hier im
Pflegeheim. Nehme mir einfach alle Dinge,
die mir gefallen und sammle sie in meinen

Zimmer. Nach sorgfältigen inspizieren bringe ich die Gegenstände wieder zurück.

27.10.2015
Nachbar ist wieder erwarten wach und sagt ich hätte seine Schuhe. Habe ihn gesagt das es meine sind und sie ihn vor die Nase gehalten.

28.10.2014
Wieder Wochenende. Sehe andere die sich auch langweilen. Zeige ihnen meine Uhrensammlung. An jeden Arm habe ich drei Uhren. Keine Ahnung warum. Dies beeindruckt.

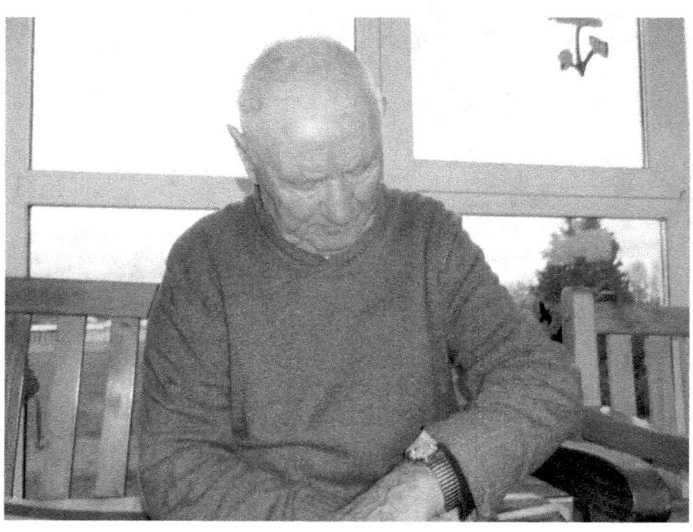

29.10.2014

Habe gut gefrühstückt. Muss schauen ob der
Wagen fürs nächste Essen schon da steht.
Leider nicht.

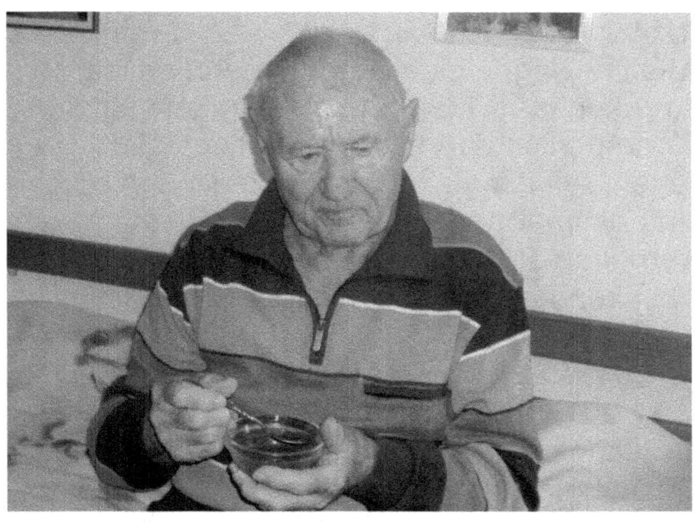

30.10.2014

Muss zu einer Kontrolluntersuchung ins
Krankenhaus. Werde mit einen Krankenfahrt
dort hingebracht. Mein Enkel und meine
Tochter mussten mit, weil es heißt ich bin
weglaufgefährdet. Sehe das zwar nicht so,
akzeptiere es aber trotzdem.
Kontrolluntersuchung ist vorbei. Will mit
einem größeren Auto heimfahren. Auswahl
ist auf den Parkplatz genug da. Durfte ich
auch nicht. Alles klappt leider nicht. Hatte an
der Idee trotzdem Spaß. Habe den gleichen

Krankenfahrtenwagen wieder heimgefahren. Werbematerial hatte ich auch mit, habe es an meine Mitfahrerinnen und Mitfahrer ausgeteilt. Ihr seht ich habe Spaß.

1.11.2014
Musste wegen einer Augenoperation ins Krankenhaus. Mein Enkel hat mich begleitet. Konnte mich dort ein bisschen schlafen legen. Als ich aufwachte fragte ich ihn ob er das Zimmer anders gebaut hat. Dies verneinte er. Auch sorgte er dafür das es im Krankenhaus alles umsonst gab wie. z.B. Essen.

2.11.2014
Brauche dringend eine Schere. Meine Tochter sagt, das alle ausverkauft sind. Habe das Gefühl, das ich keine haben darf. Gebe es nicht auf. Meine Tochter bringt mir alles mit, was ich möchte außer einer Schere. Muß einen Plan machen.

2.11.2015
Plan ist fertig. Kein Pflegerin zu sehen und auch kein Pfleger. Schnell die Treppe runter und ab nach draußen. Keiner merkt es. Erster Teil des Plans hat gut funktioniert. Bin bis zum Supermarkt gekommen, kaufe mir eine Wurst. Für eine Schere hat es nicht mehr gereicht. Zweiter Teil des Planes nur

halb funktioniert. Mist jemand erkennt mich
und bringt mich ins Pflegheim zurück. Hat
meinen ganzen Plan zerstört.

3.11.2015
Habe das entfernen vom Pflegeheim fast
perfektioniert. Heute ist es mir viermal
gelungen. Mein weitester Ausflug ging bis
zur Tankstelle. Dort wird es mir heiß. Ist es
die Heizung oder ist es der Schweiß entdeckt
zu werden. Ich fange an meine Jacke
abzulegen.

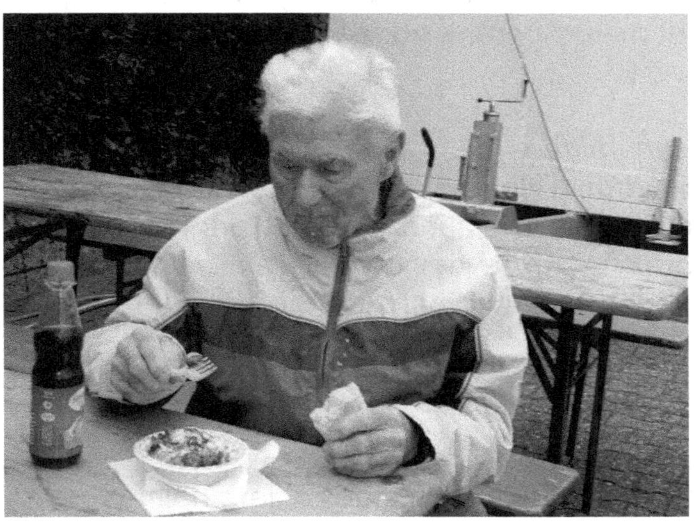

4.11.2015
Verstehe mich besonders gut mit den Frauen
im Pflegeheim. Habe schon Freundschaften
mit ihnen geschlossen. Was mir nicht so

gefällt, das eine Frau einen neuen sehr jungen Freund hat. Muss es weiter beobachten. *Anmerkung des Autors: Der junge Freund ist der Enkel von ihr der zu Besuch kommt.*

14.09.2013

vormittags

Suche mein Tagebuch. Zimmernachbar hat es nicht, Pflegepersonal auch nicht. Schaue meinen Schrank durch. Muss Platz schaffen. Alles raus aus dem Schrank. Macht Spaß. Pflegerinnen sind nicht begeistert. Seitdem ist mein Schrank abgeschlossen. So ein Mist.

nachmittags

Sind mit Pflege draußen unterwegs. Sammle alles auf, was auf den Boden liegt, darunter auch mehrere kleine Papiere. Beschließe ein neues Tagebuch anzufangen. Papier habe ich ja jetzt.

15.09.1960

15 Uhr

Sind zum Gartenfest des Pflegeheims eingeladen. Wittere Chancen mich unbemerkt abmachen zu können. Sind im Garten angelangt. Viele Menschen dort. Einmalige Chancen mich zur Gartentür zu

schleichen. Schaffe es bis zur Gartentür.
Weiter leider nicht. Schade.

15:30 Uhr
Nächster Versuch mich abzumachen. Sieht
gut aus. Bin wieder an der Gartentür und
sofort ist dort eine Menschentraube die mich
wieder abfängt.

15:40 Uhr
Habe meinen Weggehdrang beschleunigt.
Und schon wieder fassen mich die
Menschen unter den Armen und bringen
mich zum Fest zurück. Wozu diese
Bodyguards? Sind die wirklich alle nur
wegen mir da? Planung hapert doch sehr.

16.09.1960
Wache auf. Schaue auf meine Uhr. Schon
Mitternacht. Auf dem Bett von meinem
Zimmernachbarn sitzen vier Leute. Erzähle
dies meiner Tochter. Ich will, das diese Leute
wieder aus unseren Zimmer ausziehen.
Wenn das so weiter geht, kündige ich.
Komisch das meine Angehörigen nicht das
sehen, was ich sehe. Muss ihnen mal
empfehlen zum Augenarzt zu gehen.

15.09.2013
Befinde mich mit anderen im Fernsehraum.
Kann nichts sehen, weil eine Mitinsassin ihre

Füße von der Couch aus auf dem Fernsehen legt. Anmerkung des Autors: *Die Couch ist vier Meter vom Fernseher entfernt.*

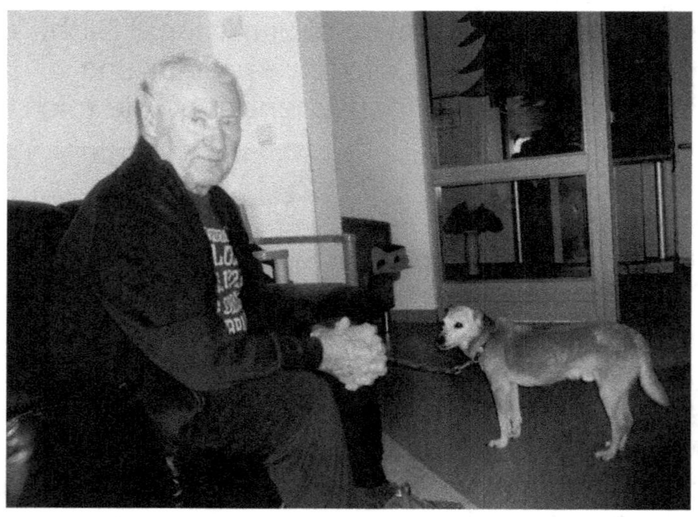

16.09.2013

Wieder Krach um Mitternacht. Der Boden unseres Doppelzimmers wird komplett aufgerissen. Das können die doch nicht machen. Ui ist das unheimlich. Am Morgen ist der Boden wieder zugemacht worden. Alles zu meiner Zufriedenheit.

20.10.1950

vormittags

Schwelge in Erinnerungen an meinen Einzug hier ins Pflegeheim. Am Anfang haben sie mein Zimmer extra vor mir versteckt. So

konnte ich es nicht finden. Fies. Habe mir
dann selbst eins ausgesucht, egal was für
ein Name draufstand.

nachmittags
Sitze mit meiner Tochter am Fenster. Will ihr
den Turm zeigen. Merkwürdig keiner mehr
da. Wahrscheinlich haben die
Stadtmitarbeiter ihn wieder abgebaut. Nanu
anscheinend wurde er wieder aufgebaut.
Stark was hier im Pflegeheim alles möglich
ist.

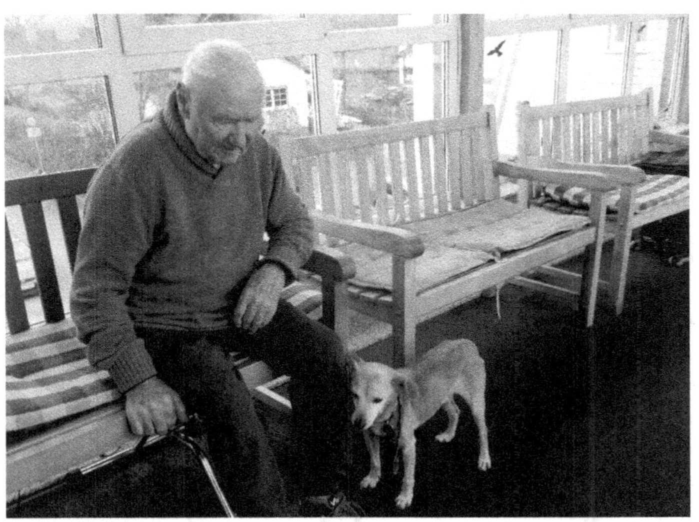

17.09.2013
Gehe in den Gottesdienst, den das
Pflegeheim anbietet. Gottesdienst ist vorbei.
Schaue ob ich vom Altar was gebrauchen

könnte. Finde Nüsse die darauf liegen, bin dabei sie in meine Taschen wandern zu lassen. Meine Tochter kommt zu Besuch, muss die Dekoration leider wieder auf dem Altar zurück legen. Alles was Spaß macht darf man nicht.

18.09.2013

morgens

Höre die Schritte der Raumpflegerin. Jetzt wird es ein Spaß. Halte die Tür zu. Keine Chance für sie hineinzukommen. Freue mich diebisch. Nach ein paar Minuten gebe ich sie frei.

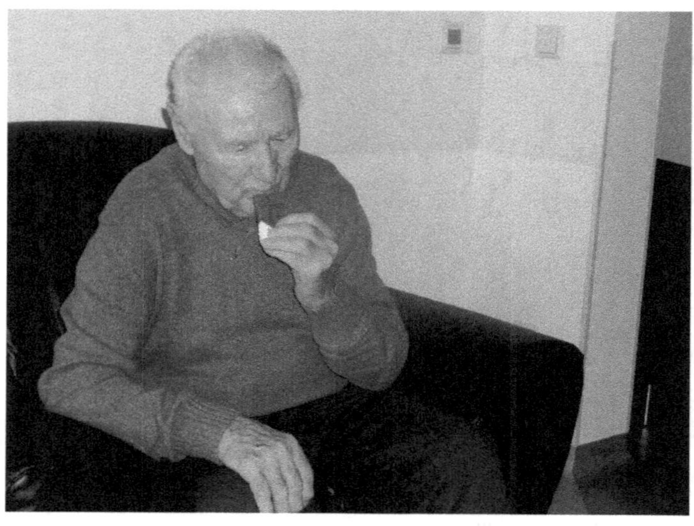

abends
Möchte Fernsehen schauen. Fernsehraum
ist belegt. In einem anderen Zimmer steht ein
großer Fernseher. Problem: das Zimmer
gehört jemanden anderen. Egal. Ich setze
mich rein und schaue.

19.09.2013
Meine Tochter ist wieder zu Besuch. Wir
gehen im Pflegeheim ein bisschen durch die
Gänge. Meine Tochter will mir weißmachen,
das das ein Geländer ist, woran ich mich
festhalte. Ich weiß es besser, es ist eine
Regenrinne. Vorne kommt das Wasser rein
und hinten wird es aufgefangen ohne das es
auf den Boden vom Flur läuft.

27.07.2012
11:45 Uhr
Gehe heute mit meiner Tochter und meinen
Enkel essen. Sind heilen Fußes im
Restaurant angekommen. Dort stehen
Tongefäße die mir gefallen. Will alle
mitnehmen. Brauche Erlaubnis. Erlaubnis
von meinen Enkel wird nicht erteilt. Noch
nicht mal eins darf ich mitnehmen. Muss
überlegen.

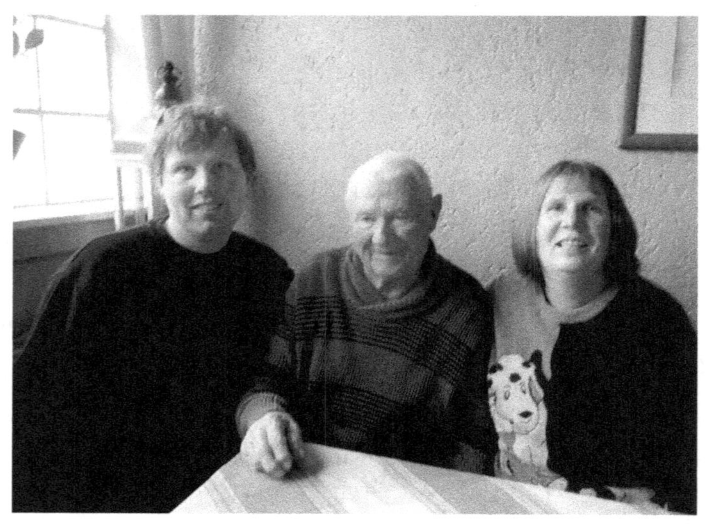

12:00

Eine Frau setzt sich zu uns an den Tisch. Gibt an, das sie uns alle kennt. Ich kenne sie nicht. Sehr hübsch ist sie trotzdem. Essen kommt. Pilze haben sehr gut geschmeckt. Wundere mich über die große Tomate im Glas. *Anmerkung des Autors: Mein Opa hatte gar keine Pilze sondern Rinderleber und was er meinte das das die Tomate ist, war eine rote Kerze auf den Tisch.*

13:00

Sehr hübsche Frau, die eine befreundete Pfarrerin ist, fährt mich zum Pflegeheim zurück. Meine Tochter ist auch dabei. Werde zum Eingang gebracht. Überlegung

abgeschlossen, um auf Alleingang zu gehen.
Verspreche schelmisch, das ich alleine in
den zweiten Stock, wo ich wohne hochgehe.
Plan wird von beiden vereitelt. Denke schon
wieder Bodyguards die mich hoch begleiten.
Brauche eine neue Idee. Bin mir sicher, das
meine Ideen mir nicht ausgehen.

26.07.2012

Tochter ist wieder bei mir. Schauen mal
wieder aus meinen Fenster. Sehen viel Holz
von Bäumen draußen liegen. Kann mir gut
vorstellen mitzuhelfen. Sage meiner Tochter,
um das Holz klein zu machen, brauche ich
einen Säbel. Wegen Mangel an Säbel hier im
Heim, diese Idee vorerst aufgegeben.

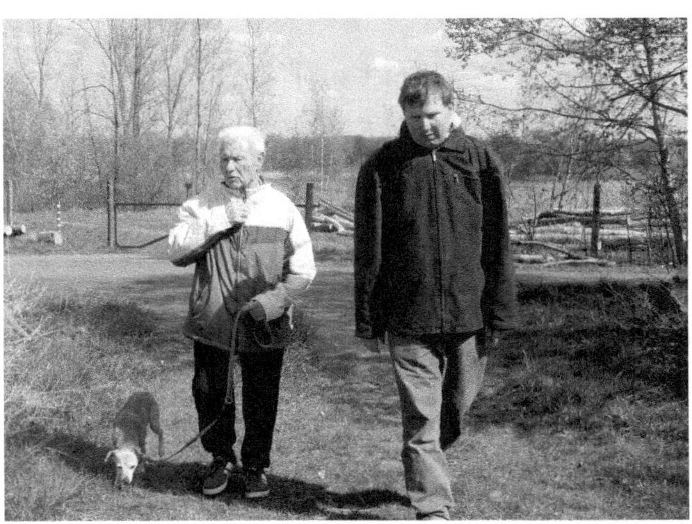

25.07.2012

vormittags

Wochenende. Wie immer keine Angebote hier im Pflegeheim. Hoffe das das Pflegepersonal wieder mal nicht so genau hinschaut. Gehe den Flur auf und ab. Sehe die Treppe und sehe, das mich keiner sieht und schwupps die Treppe runter ab zur Eingangstür und weg bin ich. Laufe einen Feldweg entlang. Sehe auf einer Bank ältere Jugendliche sitzen. Bekomme eine Wasserpfeife angeboten. Würde gerne probieren, habe im Moment keine Zeit. Halte es mir für später offen.

nachmittags

Bin ganz stolz auf meine Trainingshose. Die hat sogar hinten Taschen. *Anmerkung des Autors: Sie hat nur zwei Taschen, allerdings hat mein Opa die Hose nur falsch rum ange-zogen.*

24.07.1950

Die vielen Menschen die in unser Doppelzimmer eingezogen sind, und nachts immer mehr werden, sollen endlich mal aus dem Zimmer ausziehen samt Zimmernachbar. Ob ich jetzt vielleicht kündigen soll?

31.02.2015
vormittags
Meine Schwester ist zu Besuch. Sie gehört
eher hierein als ich. Denkt das
Pflegepersonal auch und stellt ihr Essen hin.
Auf einmal ist sie verschwunden.

nachmittags
Beschließe keine Leute mehr mitzunehmen
und zu dicht an Autos ranzufahren.
*Anmerkung des Autors: Mein Opa schiebt
bei Spaziergängen meistens einen Rollstuhl.*

30.02.2015
Bin mit Boot und Schwager unterwegs. Boot
ist umgekippt. Mit vier Mann haben wir ihn
zusammen rausgezogen. *Anmerkung des
Autors: Dies hat mein Opa erzählt. Kann
nicht sein, weil sein Schwager schon längst
verstorben ist.*

6.11.1998
Heute ist Singen dran. Verkrümele mich in
die hinterste Ecke. Ute findet mich trotzdem
und zieht mich raus zum mitsingen und
Bücher aufschlagen. Bin wenig begeistert.

7.11.1998
Mein Lieblingssport ist zum Frisör zu gehen.
Frisör kommt jede Woche ins Pflegheim.

Schaue in den Spiegel. War wohl doch zu oft dort. Jetzt habe ich einen richtigen Eierkopf.

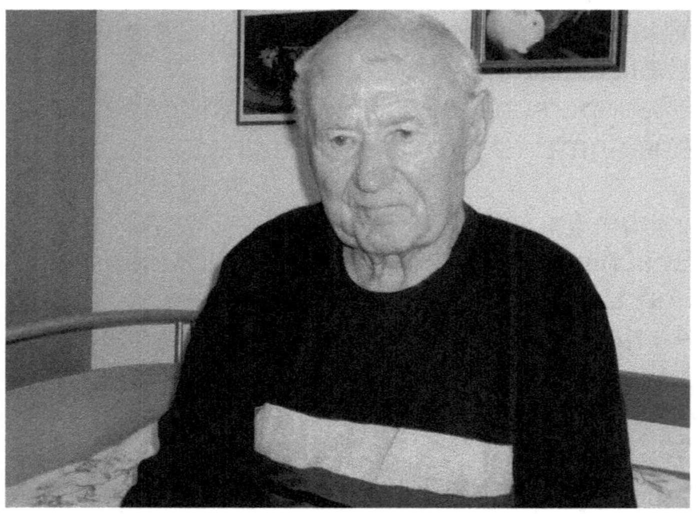

01.01.2015

Bin aufgewacht. Wandle durch die Gänge. Niemand zu sehen. Beschließe mir Kaffee zu machen. Fülle Wasser in die Kaffemaschiene und betätige die Anschalttaste. Als das Wasser durchgelaufen ist, gieße ich es in meine Kaffeetasse. Kaffee schmeckt heute komisch bis gar nicht. Vielleicht hilft es was, wenn ich Honig in meine Tasse reinmache. Schmeckt immer noch nicht. Beschließe wenn keiner mich sieht, anderen Kaffee zu kaufen.

02.01.2015
Tochter ist zu Besuch erzähle ihr, was hier
im Pflegeheim so alles abgeht. Mein Nachbar schläft den ganzen Tag mit jeder
Pflegerin im Bett.

03.01.2015
Meine Tochter besucht mich. Mein Nachbar
ist nicht da, erzähle ihr das er auf
Freiersfüßen ist.

04.01.1955
Habe etwas Mitleid mit Nachbarn, das er
immer im gleichen Rollstuhl sitzen muss.
Schaue wo ich andere finde. Habe Glück.
Hier im Heim finden sich viele. Schiebe sie
alle in unser Zimmer. Aufgabe gelöst.

02.01.2015
Tochter hat mir Zeitungen mitgebracht.
Nachdem ich sie durchgeschaut habe, will
ich sie an meine Freundin weiter geben.
Sehe sie heute beim Turnen. Sie will die
Zeitungen in ihren Rollator legen. Ich gebe
ihr den Tipp, das sie sie verstecken soll.
Suchen zusammen Versteck, werden von
der Turnleiterin daran gehindert. Bin nicht
glücklich damit. Bin müde, werde erst wach
als ein Ball auf mich zukommt. „Hey das ist
nicht lustig". Absender war meine
Heimfreundin.

04.2.170

Komisch. Links und rechts habe ich einen
Schuh an. Jetzt fehlt mir noch der dritte
Schuh zum anziehen. Wo ist der bloß?
Tochter will mir weismachen, das zwei
reichen. „Von wegen."

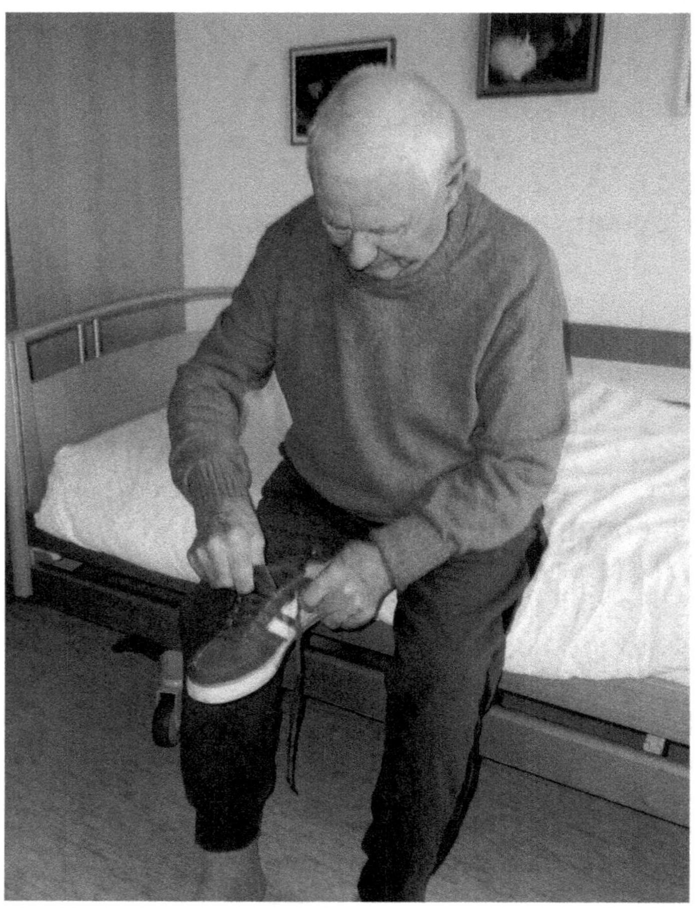

5.2.1970

Tochter ist zu Besuch. Suche meine Schuhe.
Kein einziger da. Begeben uns mit
Pflegepersonal auf Schuhsuche. Erinnere
mich dadurch an einen bestimmten Film. Suchen sehr lange. Schuhe bleiben
unauffindbar. Nach gefühlten drei Stunden,
findet die Pflegerin meine Schuhe, hinter
einer Sesselauflage, die an der Wand
angelehnt war. Was keiner weiß, das ich es
absichtlich gemacht habe. „Pssst bloß keinen
verraten.“

6.02.2015

Bin hier nicht nur Hausmeister, Pfleger,
Krankenfahrtenfahrer sondern auch fürs
Essen zuständig. Gehe zum Fahrstuhl und
schaue wo es bleibt. Essen ist wie immer zu
spät dran.

03.01.2015

Tochter hat mir zehn Süßigkeiten
mitgebracht. Zähle sie durch. Drei fehlen.
Sehe sie bei meinen Zimmernachbarn liegen. Wie sind die bloß dahin gekommen. Bin
ratlos.

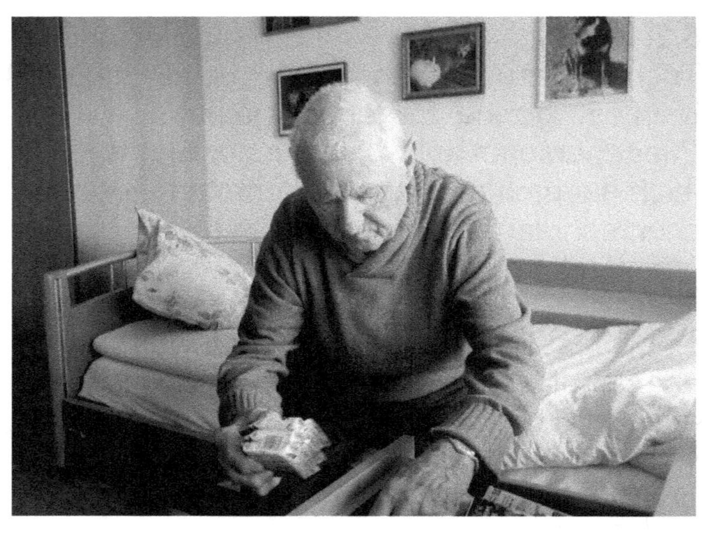

04.01.2015
15 Uhr Speiseaufenthaltsraum
Kaffee kommt an meinen Tisch. Probiere ich.
„Uih ist der heiß".

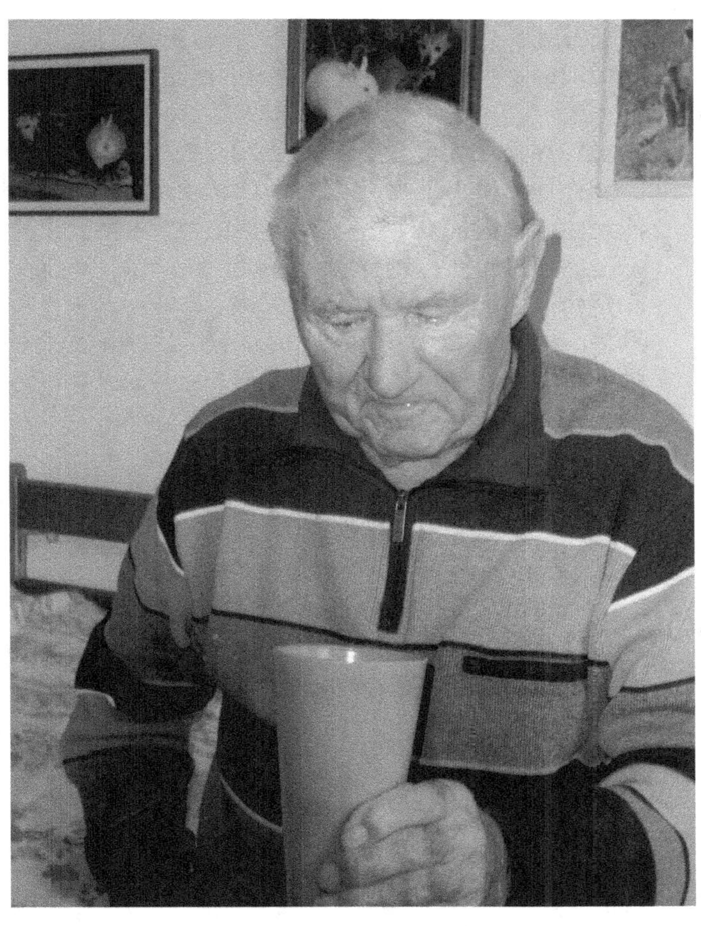

15:45 Speiseaufenthaltsraum
Trinke den oben genannten Kaffee. „Boah ist
der kalt. Warum setzen die uns kalten Kaffee
vor. Muss mich nächstes Mal wieder selbst
darum kümmern".

5.1.2015

Sind heute zu einer Herrenrunde eingeladen. Schöne Therapeutin holt uns ab. Bitte darum diesmal keinen kalten Kaffee zu bekommen. Denn bei unserer Herrenrunde schmeckt der Kaffee am besten. Therapeutin findet mich witzig. Glaube das schmeichelt mir.
Anmerkung des Autors: Die Pflegebedürftigen nehmen am Demenztreff teil.

6.1.2015

Tochter ist zu Besuch bei mir. Erzähle ihr alle Neuigkeiten. Sage ihr auch, das es mich stört, das der Nachbar immer die Leiter hochklettert und Gardinen abmacht.
Anmerkung des Autors: Nachbar kann das gar nicht gemacht haben, weil er im Rollstuhl sitzt.

7.01.2015

vormittags

Sind auf den Rückweg vom Turnen. Muss mal auf Toilette. Als ich zurückkomme ist keiner mehr da, der mich zur Station hochbegleitet. Könnte die Chance nutzen abzuhauen. Habe heute dazu keine Lust. Bleibe unten und gehe in den Gottesdienst Danach gehe ich hoch.

Will fernsehen schauen. Leider besetzt.
Mache mich ab in einen anderen Stock und
schaue da fernsehen.

01.03.2015

Bin müde. Habe keine Lust auf Sport. Muß
trotzdem hin. Unglaublich. Schlafe auf den
Stuhl ein. Ein Ball der auf mich geworfen
wurde, weckt mich. Das passiert mehrmals
und das auch noch von verschiedenen
Frauen. Eine Frau macht dies nicht. Ab
heute ist sie meine Freundin.

02.03.2015

Bin heute gut drauf. Begrüße meine Freundin
beim Sport mit Handschlag. Bin wieder auf
den Zimmer. Therapeutin nimmt einfach einen von meinen gesammelten Rollators weg.
Naja habe ja genügend davon.

03.03.2015

Pflegepersonal nimmt mir Arbeit weg.
Papierkorb wird vor meiner Nase ausgeleert.
Doch meistens bin ich schneller. Dort wo ich
den Müll hinbringe, werden sie ihn nie finden.
Hahaha.

04.03.2015

Tochter ist zu Besuch. Zeigt mir ein Foto.
Erkenne alle Menschen auf den Bild außer

den fremden Mann in der Mitte. Was hat der
bloß auf dem Familienfoto zu suchen? Nach
Aussage meiner Tochter soll das ich sein.
Ja, wers glaubt?

05.03.2015
Tochter kommt zu Besuch. Passt mir heute
gar nicht. Habe vor auf Wanderschaft zu
gehen und meine Freundin zu besuchen.
Sage zu meiner Tochter: „Was machst denn
du hier. Die Jutta hat mir die Schuhe zuge-
bunden." Sitze auf glühenden Kohlen. *Anmerkung des Autors: Ein Jutta gibt es nicht.
Er gibt den Pflegepersonal Namen ja nach
Tagesform.*

06.03.2015
Nachbar ist noch nicht am Tisch. Mal sehen
ob ich es schaffe seinen Kaffee zu trinken
bevor er kommt. Habe vergessen das meine
Tochter noch da ist. Sie verhindert dies. Naja
dann das nächste Mal.

02.04.2015
Heute ist Großkampftag .Alles wird in
unseren Zimmer umgebaut und alle Leisten
werden abgemacht. Komisch keiner war da.
Dann muss ich es halt selbst machen.

03.04.2015

Beobachte heute das Geschehen. Sehe das Küchenmariechen vorbeikommen.

04.04.2015

Mir ist langweilig. Habe nichts zu tun. Überlege was ich machen könnte. Habe eine neue Idee um an eine Schere zukommen. Bewerbe mich um eine Tätigkeit im Garten des Heimes. Werde zum Bewerbungsgespräch eingeladen. Gespräch lief enttäuschend. Mist andere waren schneller und Geld wollten sie mir auch nicht zahlen.

05.04.2015

Habe heute was anderes vor, verrate es aber keinen. Helfe meine Tochter in die Jacke und schicke sie heim. Sage zu ihr, das sie sich zuhause hinlegen soll.

06.04.2015

Erzähle meiner Tochter, das die Familie aus unseren Zimmer ausgezogen ist. Sie sind jetzt auf den Dachboden gezogen.

07.04.2015

vormittags

Würde gerne auch mal im Fernsehraum schauen aber die zwei Damen die immer drin sitzen geben uns keine Gelegenheit. So ausnahmsweise ist die Luft rein. Nehme die Batterien raus und verstecke die Fernsehschaltung.

08.04.2015

Meine Tochter ist zu Besuch. Mensch habe ich Hunger. Bitte sie das Brot unter meinen Bett hervorzuholen. „Brot" entpuppt sich als Holz.

09.04.2015

Denke ich bin alleine mit den Pflegepersonal. Erzähle ihn das mein Zimmernachbar dauert ins in die Hose macht und es stinkt. Oh, Zimmernachbar war doch da und hat es mitbekommen. Merke: „Muss Aufpassen was ich sage bzw. schauen ob ich alleine mit jemanden bin."

10.04.2015

Zeit um wieder etwas zu flirten. Die Fußpflegerin ist eine heiße Braut. Was die mit mir macht, das muss wahre Liebe sein. Sie bindet mir am besten die Schuhe zu.

11.04.2015

Sitze mit meiner Tochter am Fenster, zeige ihr die Puppe die auf dem Dach sitzt. Tochter tut so als ob sie die Puppe nicht sieht. Ich weiß es besser.

12.5.1963

Bin der beste beim kegeln. Keiner wirft so
gut wie ich. Die anderen werfen immer
daneben. Überlege bei der
Kegelweltmeisterschaft mitzumachen. Der
Gewinn des Pokals ist mir sicher. Andere
brauchen erst gar nicht gegen mich antreten.
Naja, vielleicht ich gegen mich selbst.

13.11.1970

Will wieder schneller sein als die Putzfrau.
Mist sie hat schon vorher den Mülleimer
ausgeleert.

14.11.2015

Heute ist hier nichts los außer Turnen.
Turnen ist fertig. Mein Zimmer muss
umgebaut werden. Handwerker kommen
noch immer nicht. Also mache ich es selbst.
Selbst ist der Mann.

15.11.2015

Habe gehört, das es hier Gold geben soll.
Habe selbst geschürft aber leider nicht viel
gefunden. Bleibe weiter dran. Irgendwo muss
doch was sein.

Anmerkung: Trotz der Demenz die mein Opa hat, haben meine Mutter und ich zusammen mit ihn viel Spaß.

9 783739 220727